目次

- ポンペ病の総論 …………………………………………………… 3
- 乳児型の診断 ……………………………………………………… 5
- 遅発型の診断 ……………………………………………………… 7
- 酵素活性測定 ……………………………………………………… 9
- ポンペ病の治療 …………………………………………………… 11
- 乳児型ポンペ病に対する酵素補充療法 ………………………… 13
- 遅発型ポンペ病に対する酵素補充療法 ………………………… 15
- 新生児スクリーニングの重要性 ………………………………… 17
- ポンペ病レジストリーからみた患者背景・主症状 …………… 19
- 乳児型ポンペ病の予後因子CRIM ………………………………… 21
- 酵素補充療法時の副反応とその対策 …………………………… 23
- 個別治療における注意点（1） …………………………………… 25
- 個別治療における注意点（2） …………………………………… 27
- ポンペ病関連情報 ………………………………………………… 29
- 参考文献 …………………………………………………………… 32
- 略号一覧 …………………………………………………………… 33

ポンペ病の総論[1]

ポンペ病は、筋力低下および筋緊張低下を呈するため、主として神経筋疾患または代謝性ミオパチーに分類される。臨床型が多様であることから、発症年齢および臓器の障害の程度に基づいて病型が分類されている。

■ポンペ病とは

ポンペ病は酸性マルターゼ欠損症（AMD：acid maltase deficiency）とも呼ばれ、ライソゾーム酵素である酸性α-グルコシダーゼ（GAA：acid α-glucosidase）の欠損または活性低下を原因とする常染色体劣性遺伝疾患である。

酸性α-グルコシダーゼはライソゾームに存在し、酸性条件下でグリコーゲンをグルコースに分解している。ポンペ病では本酵素が欠損あるいは活性が低下しているため、ライソゾーム内でグリコーゲンが分解されず蓄積し、その結果、ライソゾームが肥大し、さらに胞体内のグリコーゲンも増量し、筋原線維の変性・消失などを引き起こす。

ポンペ病の疾患としての重症度には幅がある。重症度は、発症年齢、筋肉の障害（心筋、骨格筋、呼吸筋）の程度、その他臓器障害の程度および進行速度によって様々である。

■ポンペ病の分類[5-7]

ポンペ病は乳児型（Infantile）、小児型（Juvenile）、成人型（Adult-onset）に分類されるが、小児型・成人型を合わせて遅発型（Late-onset）と分類することもある。乳児型は通常生後数ヵ月以内に発症する古典型ポンペ病である。小児型は通常は発症が乳児期（12ヵ月）以降である。成人型は骨格筋が主に罹患する緩徐進行性のミオパチーを特徴とし、20歳代から70歳代で幅広く発症する。

本冊子では、ポンペ病は発症年齢、臓器の罹患およびミオパチーの程度によって様々な疾患スペクトラムを示すと考え、用語の統一を図るため、ポンペ病を「乳児型」、「遅発型」の2つに分類した（注意：ただし、発症年齢によりサブタイプを明確に分類することは難しく、症例を分類する際には、発症年齢と合わせて臨床型を考慮しなければならない）。

■ポンペ病の疫学データ

台湾では新生児マススクリーニング（NBS：Newborn Screening）を実施しており、YH Chienらの報告によると、344,056人中乳児型が6名（1/57,343）、遅発型が13名（1/26,466）、計19名がポンペ病と診断された[8]。

表1　ポンペ病とは

ポンペ病はライソゾーム酵素である酸性α‐グルコシダーゼ（GAA：acid α-glucosidase）の欠損または活性低下を原因とする常染色体劣性遺伝疾患である[2]。

ポンペ病はライソゾーム病（LSD：Lysosomal Storage Disease）であると認識された最初の疾患であり、かつ糖原病の中では唯一のライソゾーム病である。

ポンペ病では多くの組織のライソゾームにグリコーゲンが蓄積する。なかでも骨格筋、心筋および平滑筋が主に障害される[3,4]。

ポンペ病患者はいずれも、標的組織にグリコーゲンが蓄積した結果、心筋（乳児型の場合）、骨格筋、呼吸筋が障害され、末期には臓器不全を来たし死に至ることもある。

表2　ポンペ病の分類

乳児型
- オランダの病理学者JC Pompeが1932年に初めて報告した[9]。著明な心肥大、肝腫大、筋力低下および筋緊張低下を特徴とし、心肺不全により生後12ヵ月以内に死亡する急速進行性の経過をとる[10,11]。本疾患臨床型の中でも最も重症なものであり、古典型ポンペ病ともいわれる。

遅発型
- 小児型：通常は発症が乳児期（12ヵ月）以降である。進行は比較的緩徐で、病変は主に筋肉にみられる。重度の心筋症は来たさないが、2歳以前に発症した症例では心肥大が認められる場合もある。
- 成人型：骨格筋が主に罹患する進行性のミオパチーを特徴とし、20歳代から70歳代で幅広く発症する。初発症状としては近位筋筋力低下、歩行障害、高CK血症などである。

表3　ポンペ病の疫学データ

患者発生頻度は、民族および国によって異なる。他国においては、乳児型はアフリカ系アメリカ人および中国人の発生頻度が高く[3]、遅発型はオランダ人に多いことが報告されている[12]。オランダでは、乳児型の発生頻度は1/138,000である[12]。ポンペ病全体の発生頻度は1/40,000であると推定されている（14,000人～300,000人に1人）[3,12,13]。台湾で実施されたNBSのデータによると、乳児型と遅発型合わせて1/18,108という結果であった[8]。

乳児型の診断

■主症状

乳児型のポンペ病では、筋緊張低下（フロッピー・インファント）、心肥大、肥大型心筋症、不整脈、運動発達の遅れ、哺乳障害、発育不全、肝腫大、巨舌、呼吸障害・呼吸器感染、顔面筋罹患などがみられる。発症時期は生後2ヵ月から数ヵ月以内で、1年以内に死亡する。

ほとんどが古典型ポンペ病だが、心症状を伴わない非古典型ポンペ病も認められる。発症時期は6ヵ月以降で、症状は古典型より軽症である。

■スクリーニング検査および関連検査

- 乾燥ろ紙血によるGAA活性検査を実施する。
- 乳児型のポンペ病の場合、著明な心肥大などがみられるため、心筋症の検査を実施する。胸部レントゲン（心肥大）、心エコー図（壁肥厚、EF低下）、心電図（高いP波、短いPR間隔、QRS高電位差など）、血清BNP高値などがみられる。心雑音が認められ、呼吸は浅く、呼吸数は増加しチアノーゼを呈する場合もある。
- 血液検査で血清CK（クレアチンキナーゼ）高値を認める。肝腫大による腹部CT値上昇がみられる。

■確定診断

リンパ球または培養皮膚線維芽細胞によるGAA活性低下を確認する。また生検筋によるグリコーゲンの蓄積、遺伝子検査により診断を確定する。

●リンパ球または培養皮膚線維芽細胞における酵素活性検査

乾燥ろ紙血におけるGAA酵素活性測定は侵襲が少ないスクリーニングとして有用であるが、確定診断にはリンパ球や皮膚線維芽細胞による酵素活性測定が望ましい。2008年より保険適応となっている。

リンパ球によるGAA酵素活性値では、顆粒球のマルターゼ-グルコアミラーゼ（MGA）が混入するため、血液でのGAA活性測定ではMGA活性阻害剤アガルボースの添加が必要となる。

●遺伝子検査※（※遺伝子検査は必須ではない〔下線部参照〕）

すでに診断されている同胞と同じ変異、あるいは病因であることが分かっている既知の変異が見つかったときは、確定診断に至る。しかし、他の診断的方法を省略して遺伝子検査のみで診断することは一般的でなく、また、他の方法で診断が確定されている場合は、遺伝子検査は必須ではない。（遺伝子検査は、2008年より、遺伝カウンセリングを含めて保険適応となっている。また、遺伝子変異には、点変異、欠失、重複などさまざまな変異があり、全ての遺伝子変異を確実に検出することは技術的にも困難な場合があることから、診断にあたっては、まず、酵素活性低下の証明、蓄積物の証明が行われるべきである。）

●筋生検

大半の筋線維に大小様々な空胞が認められる。空胞内には、HE染色で紫色に染色される不定型な物質が認められる。空胞は酸フォスファターゼ染色で強く染色される。確定診断には、生化学検査が必須で、GAAの酵素活性の低下とグリコーゲン蓄積を確認する。

乳児型ポンペ病筋病理像（HE染色）

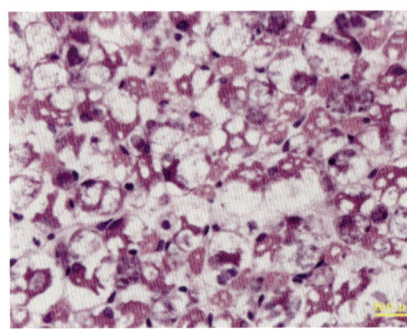

筋線維の大小不同と筋線維内の空胞がみられ、ほとんど正常な筋線維がみられない。もやもやとした好塩基性物質が空胞内に認められる。

乳児型ポンペ病筋病理像（酸フォスファターゼ染色）

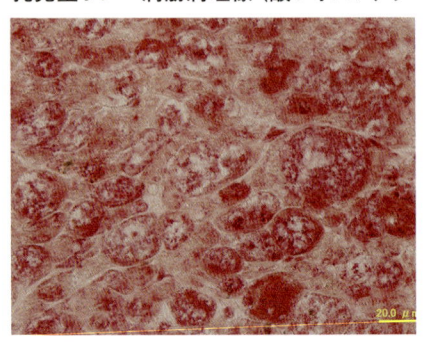

空胞はライソゾーム酵素の一つである酸フォスファターゼの活性が高く、赤染している。

（写真：国立精神・神経医療研究センター 神経研究所疾病研究第一部 部長　西野 一三）

図1 乳児型ポンペ病の診断チャート

乳児型主症状

筋緊張低下（フロッピー・インファント）、心肥大、肥大型心筋症、不整脈、運動発達の遅れ、哺乳障害、発育不全、肝腫大、巨舌、呼吸障害・呼吸器感染、顔面筋罹患

- 発症時期は生後2ヵ月から数ヵ月以内
- ほとんどが古典型ポンペ病だが、心症状を伴わない非古典型ポンペ病も認められる（発症時期は6ヵ月以降、症状は古典型より軽症）

スクリーニング検査および関連検査

1次検査	乾燥ろ紙血によるGAA活性検査	全血を1-2mL採血し乾燥ろ紙に数滴滴下して、乾燥させ、検査実施施設に郵送し判定
関連検査	心筋症の検査	胸部レントゲン（心肥大）、心エコー図（壁肥厚、EF低下）、心電図（高いP波、短いPR間隔、QRS高電位差など）、血清BNP高値
	血液検査	血清CK（クレアチンキナーゼ）高値（数百～5000）、参考：AST、ALT軽度上昇

確定診断

リンパ球または培養皮膚線維芽細胞によるGAA酵素活性検査	GAA酵素活性の低下	筋生検	筋線維内の空胞（HE染色） グリコーゲン蓄積（PAS染色） ライソゾーム酵素の一つである酸フォスファターゼ活性の上昇（酸フォスファターゼ染色） 生検筋のGAA酵素活性低下
遺伝子検査※	遺伝子変異の確定		

※遺伝子検査は必須ではない（左頁下線部参照）

ポンペ病

乳児型ポンペ病の鑑別診断が必要な疾患

疾患名	鑑別点
Werdnig-Hoffmann病（脊髄性筋萎縮症I型）	筋緊張低下、筋力低下、腱反射消失、CK値正常
甲状腺機能低下症	筋緊張低下、巨舌症、CK値軽度上昇
心内膜線維弾性症	息切れ、哺乳困難、心肥大、心不全
心筋炎	心肥大、CK値上昇
先天性筋ジストロフィー	発達の遅れ、筋緊張および筋力低下、CK値上昇

疾患名	鑑別点
先天性ミオパチー	重度の筋緊張および筋力低下、CK値軽度上昇
その他の糖原病[14]	心肥大、ミオパチー、筋痛、CK値上昇
ミトコンドリア病	筋力低下、心肥大、CK値上昇、血液・髄液の高乳酸値
特発性肥大型心筋症	両室肥大
ペルオキシソーム病	筋緊張低下、肝腫大、発達の遅れ

文字緑色はポンペ病との相違点

遅発型の診断

■主症状

遅発型では、近位筋筋力低下、高CK血症、呼吸筋筋力低下（早朝の頭痛）、運動発達の遅れ、歩行障害、易疲労性などを呈することが多い。小児型は初発時期は生後6〜12ヵ月以降、成人型は成人期の幅広い年齢で発症する。2歳以前に発症した場合は、小児型においても心肥大が認められる場合もある。遅発型では骨格筋障害が緩徐に進行するミオパチーを呈し、肢帯型筋ジストロフィー、先天性ミオパチーに似た症状を示す。

また症状の発現は一定でなく、近位筋の筋力低下よりも呼吸症状で発症する場合もあり、高CK血症で初めて診断される場合もある。また顔貌は睫毛が長い。鼻声、Gowers徴候、翼状肩甲、側弯などを認める。

■スクリーニング検査および関連検査

遅発型では、近位筋筋力低下による歩行障害や呼吸筋筋力低下がみられる。
- 乾燥ろ紙血によるGAA活性検査を実施する。
- 呼吸機能検査では、肺活量と努力肺活量の低下（運動機能低下症状に比べ、スパイロメトリーで呼吸機能低下が目立つ、座位より仰臥位測定値の低下）がみられる。
- 筋検査では小児型では筋CT値の上昇がみられ、進行すると筋全体に低吸収が認められる場合もある[15]。成人型ではむしろ低吸収あるいは筋萎縮を示し、小児型とは異なる。また、筋電図により筋原性変化、複合反復放電またはミオトニー放電が認められる場合もある。
- 血液検査では、血清CK（クレアチンキナーゼ）値の軽度ないし中等度上昇をみる。

■確定診断

リンパ球または培養皮膚線維芽細胞によるGAA活性低下を確認する。また遺伝子検査、生検筋によるグリコーゲンの蓄積により診断を確定する。

●リンパ球または培養皮膚線維芽細胞における酵素活性検査

乾燥ろ紙血におけるGAA酵素活性測定は侵襲が少ないスクリーニングとして有用であるが、確定診断にはリンパ球や皮膚線維芽細胞による酵素活性測定が望ましい。2008年より保険適応となっている。リンパ球によるGAA酵素活性値では、顆粒球のマルターゼ-グルコアミラーゼ（MGA）が混入するため、血液でのGAA活性測定ではMGA活性阻害剤アカルボースの添加が必要となる。

●遺伝子検査※（※遺伝子検査は必須ではない〔下線部参照〕）

すでに診断されている同胞と同じ変異、あるいは病因であることが分かっている既知の変異が見つかったときは、確定診断に至る。しかし、他の診断的方法を省略して遺伝子検査のみで診断することは一般的でなく、また、他の方法で診断が確定されている場合は、遺伝子検査は必須ではない。（遺伝子検査は、2008年より、遺伝カウンセリングを含めて保険適応となっている。また、遺伝子変異には、点変異、欠失、重複などさまざまな変異があり、全ての遺伝子変異を確実に検出することは技術的にも困難な場合があることから、診断にあたっては、まず、酵素活性低下の証明、蓄積物の証明が行われるべきである。）日本人においては、pseudodeficiency allele（1726G＞A）のホモ接合体が人口の約4%に存在するため、他の筋疾患と合併して存在する可能性があるので注意を要する。

●筋生検

空胞そのものは、乳児型と同様の特徴を有しているが、空胞を有する筋線維の頻度は乳児型に比べて低い。特に高齢発症例では、空胞が認められないこともある。そのような場合には、酸フォスファターゼ活性陽性細胞質内封入体の存在が診断の一助となることがある[16]。確定診断には、生化学検査が必須で、GAAの酵素活性の低下とグリコーゲン蓄積を確認する。

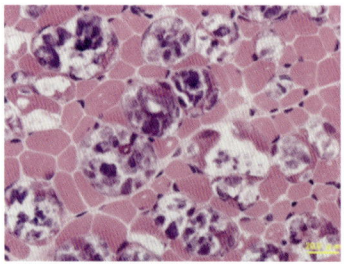

小児型ポンペ病筋病理像
（HE染色）

筋線維内の空胞は乳児型より減少している。典型的な空胞を認めるが、一見正常の筋線維も散見される。

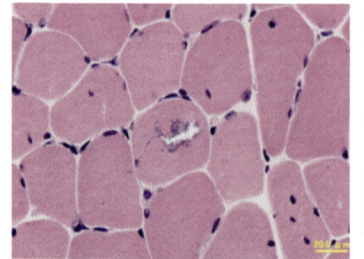

成人型ポンペ病筋病理像
（HE染色）

典型的な空胞を認めることはむしろまれで、一見、縁取り空胞のように見える小規模の空胞が認められる。本例では、比較的大きな切片中にこの空胞を認めたのみであった。

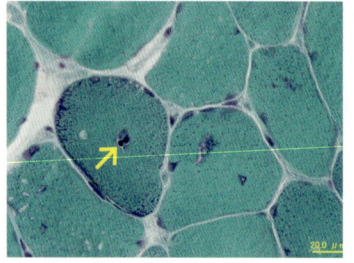

成人型ポンペ病筋病理像
（ゴモリトリクローム変法）

筋線維中心部に赤染する細胞質封入体（矢印）が認められる。

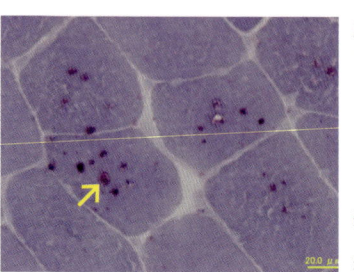

成人型ポンペ病筋病理像
（酸フォスファターゼ染色）

細胞質封入体は酸フォスファターゼ染色で活性高く赤染する（矢印）。

（写真：国立精神・神経医療研究センター神経研究所疾病研究第一部 部長　西野 一三）

図2 遅発型ポンペ病の診断チャート

遅発型主症状

近位筋筋力低下、高CK血症、呼吸筋筋力低下（早朝の頭痛）、運動発達の遅れ、歩行障害、易疲労性
- 小児型は初発時期は生後6〜12ヵ月以降、成人型は成人期の幅広い年齢で発症

スクリーニング検査および関連検査

1次検査	乾燥ろ紙血によるGAA活性検査	全血を1-2mL採血し乾燥ろ紙に数滴滴下して、乾燥させ、検査実施施設に郵送し判定
関連検査	筋検査	小児型では筋CT値上昇（大腿部筋の高吸収域が特徴的）、成人型では低吸収あるいは筋萎縮を示す。筋電図（ミオトニー放電が認められる場合がある）
	呼吸機能検査	肺活量と努力肺活量（FVC）の低下（運動機能低下症状に比べ、スパイロメトリーで呼吸機能低下が目立つ、座位より仰臥位測定値の低下）
	血液検査	血清CK（クレアチンキナーゼ）高値（数百〜5000）、参考：AST、ALT軽度上昇

確定診断

リンパ球または培養皮膚線維芽細胞によるGAA酵素活性検査	GAA酵素活性の低下	筋生検	筋線維内の空胞（HE染色） グリコーゲン蓄積（PAS染色） ライソゾーム酵素の一つである酸フォスファターゼ活性の上昇（酸フォスファターゼ染色） 生検筋のGAA酵素活性低下
遺伝子検査※	遺伝子変異の確定		

※遺伝子検査は必須ではない（左頁下線部参照）

ポンペ病

遅発型ポンペ病の鑑別診断が必要な疾患

疾患名	鑑別点
肢帯型筋ジストロフィー（LGMD）	腰帯、肩甲帯の進行性筋力低下
ベッカー型筋ジストロフィー（BMD）	腰帯、下肢優位の進行性近位筋力低下、歩行困難、ふくらはぎの肥大、CK値上昇、小児期には下肢の痛み
脊椎硬直症候群	脊椎硬直、腰痛、足・肘関節拘縮
重症筋無力症	筋の易疲労性、眼筋罹患、球症状
脊髄性筋萎縮症	筋力低下、線維束収縮、神経原性筋萎縮

疾患名	鑑別点
多発筋炎/皮膚筋炎	筋力低下、筋MRI異常、急速な進行
その他の糖原病[14]	筋緊張低下、筋力低下、CK値上昇
Danon病	心筋症（肥大型→拡張型）、骨格筋のミオパチー、筋細胞内小空胞
関節リウマチ	労作時や朝のこわばり／疼痛、炎症反応
ミトコンドリア病	筋緊張・筋力低下、易疲労、心筋症、血中・髄液の乳酸値上昇、CK値上昇、運動・発熱による症状増悪
先天性筋強直性ジストロフィー	筋緊張・筋力低下、CK値上昇、鼻声（鼻咽腔閉塞不全）

文字緑色はポンペ病との相違点

酵素活性測定

ポンペ病のスクリーニングに、ろ紙血を使ったGAA酵素活性測定法が普及している。一般的な酵素活性測定とともに専門施設で実施している。

■酵素活性測定実施施設

表4（10ページ）の研究機関にご依頼ください。

■乾燥ろ紙血検査の方法

乾燥ろ紙血（DBS：Dried Blood Spot）による酵素活性測定は、簡便で信頼性も高いことから、スクリーニングに有用である。その方法を記載する。

❶血液を1-2mL採取する。動脈血、毛細血管、耳朶（みみたぶ）血で可能である。
❷全血を乾燥ろ紙に数滴滴下して、丸い点線からはみでるように作製する。ろ紙は新生児マス・スクリーニング用ろ紙（アドバンテック東洋株式会社製など）を推奨する（図3）。
❸吊り下げないで、水平に置き、室温で4～5時間乾燥させる。
❹検査ろ紙に被験者名またはイニシャル、医療機関コード、医療機関名、年齢、性別、出生日などを記入。
❺完全に乾燥後はビニールに入れ、患者さんの経過などとともに、宛先へ郵送（宅急便なども可）。常温で郵送できる。長期保存してから送付する場合は冷蔵しておく。

GAA酵素活性を正常時の10～20％程度に低下させるがポンペ病を発症しないPseudodeficiencyという病態を持つ集団が存在することが知られている。乾燥ろ紙血スクリーニング検査ではポンペ病と区別が難しい場合もあり、リンパ球または培養皮膚線維芽細胞によるGAA活性測定を行い精査を図ることが望ましい。

図3　ろ紙（見本）

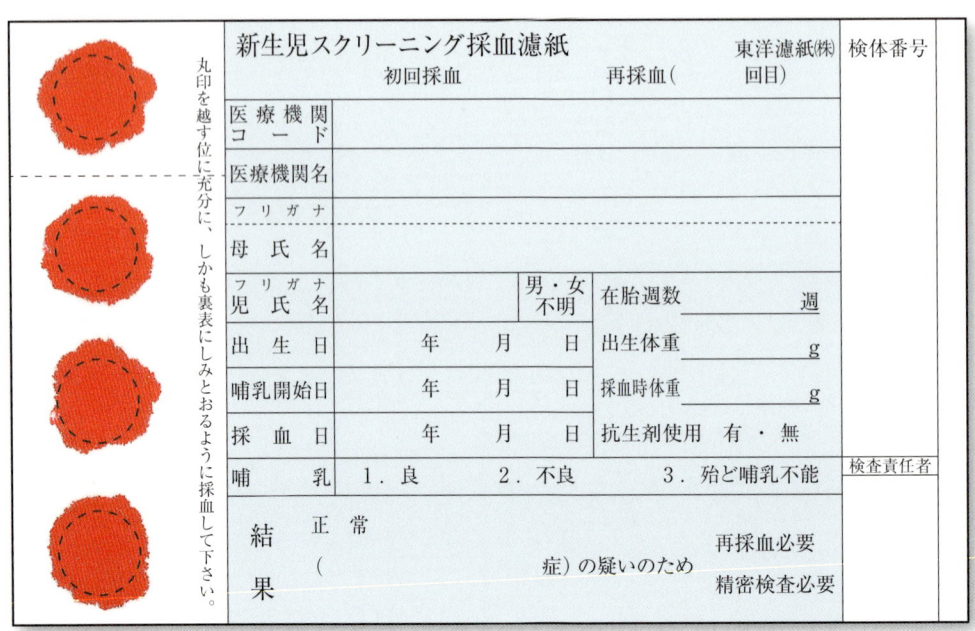

表4　代表的な酵素活性測定施設、遺伝子解析実施施設、病理診断施設（抜粋）

施設	検査	検体（量、保存）	検査方法	報告日数	連絡先	その他
国立成育医療研究センター	酵素活性	乾燥ろ紙血 リンパ球（ヘパリン加血液 5～10mL）		2 週間程度	〒157-8535　東京都世田谷区大蔵 2-10-1 国立成育医療研究センターライソゾーム病センター事務局　小須賀 基通先生、木田 和宏先生、奥山 虎之先生 TEL: 03-3416-0181（内線 7545、7873） Mail: kosuga-mo@ncchd.go.jp （cc: kida-k@ncchd.go.jp で送信ください）	検査依頼は左記連絡先に連絡
	遺伝子解析	詳細は病院ホームページ参照 www.ncchd.go.jp/hospital/section/lysosome/index.html				
東京慈恵会医科大学	酵素活性	培養皮膚線維芽細胞	人工基質（4MU）法	約 3 週	〒105-8461　東京都港区西新橋 3-25-8 東京慈恵会医科大学総合医科学研究センター・遺伝子治療研究部　大橋 十也先生 TEL: 03-3433-1111（内線：2386） FAX: 03-3433-1230 Mail: tohashi@jikei.ac.jp	・事前にメールにて連絡 ・同意書、送付日などの確認が必要 ★ CRIM 検査依頼方法 ・大橋 十也先生へ事前にメール連絡し、申し込み方法や生検方法などの指示有 ・検査依頼時に依頼元施設で倫理委員会が必要な場合は通してからご依頼下さい。
	CRIM ★	培養皮膚線維芽細胞	ウエスタンブロット法			
	遺伝子解析	EDTA 加血液（10mL、4℃）	PCR Sequencing	約 3 ヵ月		
(財)脳神経疾患研究所附属新百合ヶ丘総合病院	酵素活性	乾燥ろ紙血	ELISA 法（固相化プレート法）	2～4 週間（疑陽性者は再採血）	〒215-0026　神奈川県川崎市麻生区古沢都古 255 (財)脳神経疾患研究所先端医療研究センター&遺伝病研究所 <担当> 新百合ヶ丘総合病院内遺伝病治療研究所　藤崎先生、高村先生 TEL: 044-322-0654（内線 #2785） <相談先> 衞藤 義勝先生 TEL: 044-322-0654（内線 #3229）	※事前に直接左記連絡先の藤崎先生、高村先生に連絡（依頼用紙などあり）
自治医科大学	酵素活性	リンパ球 培養皮膚線維芽細胞 生検筋	人工基質（4MU）法		〒329-0498　栃木県下野市薬師寺 3311-1 自治医科大学　小児科　杉江 秀夫先生 TEL: 0285-58-7366 FAX: 0285-44-6123	事前に左記連絡先に連絡
国立精神・神経医療研究センター	筋病理	生検筋（凍結固定筋）また可能であればグルタールアルデヒド固定筋も	組織化学染色	仮報告 5 週間 追加報告平均 7 ヵ月	〒187-8502　東京都小平市小川東町 4-1-1 国立精神・神経医療研究センター神経研究所疾病研究第一部 西野 一三先生 Mail: nishino@ncnp.go.jp TEL: 042-346-2711	※依頼用紙、同意書など、HP から全てダウンロード可能
		詳細は病院ホームページ参照 http://www.ncnp.go.jp/nin/guide/r1/diagnostic_service.html				
東京都予防医学協会	酵素活性	乾燥ろ紙血（新生児スクリーニング用採血ろ紙 3～4 スポット）	人工基質（4MU）法	8～14 日	〒162-0843　東京都新宿区市谷砂土原町 1-2-59 (公財)東京都予防医学協会　検査研究センター 鈴木 健先生、石毛 信之先生 TEL: 03-3269-1172 Mail: thsa-screening@mrj.biglobe.ne.jp	採血ろ紙に血液を十分裏まで浸透するように滴下し、室温で 1 時間以上乾燥後、4℃に保存し郵送。乾燥不十分のものは不可。 ・送料元払い ＊依頼用紙あり（検査費用無料）
熊本大学	酵素活性	乾燥ろ紙血（他組織は要相談）			〒860-8556　熊本県熊本市本荘 1-1-1 熊本大学医学部附属病院小児科 中村 公俊先生、百崎 謙先生 TEL: 096-373-5191 FAX: 096-366-3471 Mail: nakamura@kumamoto-u.ac.jp	事前に左記連絡先に連絡
鳥取大学	酵素活性	ヘパリン加血液（5mL、4℃）	人工基質（4MU）法	2 週間程度	〒683-8504　鳥取県米子市西町 36-1 鳥取大学医学部附属病院 脳神経小児科 成田 綾先生 TEL: 0859-38-6777 Mail: aya.luce@nifty.com	・活性測定申込書あり ・検査費用無料
大阪市立大学	酵素活性	リンパ球	人工基質（4MU）法		〒545-8585　大阪府大阪市阿倍野区旭町 1-4-3　大阪市立大学大学院医学研究科 発達小児医学　田中 あけみ先生 TEL: 06-6645-3816	事前に左記連絡先に連絡
(財)脳神経疾患研究所附属総合南東北病院	酵素活性	乾燥ろ紙血	ELISA（固相化プレート法）	2～4 週間（疑陽性者は再採血）	〒963-8563　福島県郡山市八山田七丁目 115 (財)脳神経疾患研究所附属　総合南東北病院 TEL: 024-925-5037 FAX: 024-925-5081 <事前連絡・検査> 臨床検査科　遠藤 昌弘先生 Mail: e-masahiro@koutou-biken.co.jp <結果コメント・診断> 小児科/遺伝子診療科　先端医療研究センター長・遺伝病研究所所長　衞藤 義勝先生 Mail: yoshikatsu.eto@mt.strins.or.jp Mail: yosh@sepia.ocn.ne.jp	事前に左記連絡先の遠藤先生あてに連絡（依頼用紙などあり）
㈱エスアールエル	酵素活性	EDTA 加血液（7mL、冷蔵）	4MU	5～11 日	各営業所	

ポンペ病の治療

ポンペ病の治療について掲載する。

■特定疾患治療研究事業への申請

ポンペ病はライソゾーム病として特定疾患治療研究事業の対象疾患に定められている。
患者・家族の経済的負担を軽減するため、酵素補充療法（ERT：Enzyme Replacement Therapy）の開始にあたって医療費公費負担受給の申請を行い、対象患者の認定を受けることが望ましい。申請先は申請者の住所を管轄する保健所である。主治医は臨床調査個人票に記入することが求められる。
18歳未満の児童は小児慢性特定疾患治療研究事業などの医療費助成制度がある。

■ポンペ病の治療（酵素補充療法）

ポンペ病と診断が確定後の治療としては、酵素補充療法（ERT：Enzyme Replacement Therapy）と同時に多系統臓器障害に対する治療・管理を目的とした維持療法を考慮する。
酵素補充療法は、ポンペ病で欠損あるいは低下したGAAを遺伝子組換え技術によって作成し、それを静脈内投与することにより、生体内、特にライソゾーム内などのグリコーゲンを代謝し、疾患の進行を阻止改善することを目的としている。
2007年、アルグルコシダーゼアルファ（遺伝子組換え）製剤が承認され、乳児型に対する早期治療により生存率の有意な延長、人工呼吸器の使用時間の短縮、ADLの改善が認められ、遅発型では歩行距離の延長、呼吸機能の改善が認められている。ただし、成人型ではすでに不可逆的な病的変化が進行している場合が多く、効果は限定的とされている。また治療開始後は、臨床症状に対する3〜6ヵ月ごとの定期評価の実施が重要である。

■疾患マネジメント

酵素補充療法（ERT：Enzyme Replacement Therapy）と同時に多系統臓器障害に対する治療・管理を目的とした維持療法を考慮する。遅発型ポンペ病では、呼吸筋の機能低下や骨格筋の機能低下、また乳児型では心疾患が深刻となる。
また肺炎などをきっかけにして機能低下が進行することもあり、日頃から、呼吸器、心疾患に対する治療や呼吸リハビリテーション、運動療法などの理学療法、作業療法を実施する。

図4 ポンペ病の治療

（参考）特定疾患治療研究事業*におけるライソゾーム病の診断基準 http://www.nanbyou.or.jp

①を満たし、ライソゾーム病による症状を有すると認められるものを特定疾患治療研究事業の対象とする。②③の所見の有無を確定診断のための参考とする。

①酵素活性の測定により著しい低下または病因蛋白の欠損/機能異常が、生化学的検査によりまたは当該遺伝子による病因となる変異が遺伝子検査により確認されること。なお、X連鎖遺伝のヘテロ接合体に関し、酵素活性低下が確認されず、遺伝子変異の同定が不明な場合は、家族歴（親、子、兄弟）から確認すること。★
②生検組織で蓄積物質（グリコーゲン）が生化学的検査または形態学的検査により確認されること（PAS染色など）。
③尿中での中間代謝物の増加が生化学的検査により確認されること。★

* 18歳未満の児童は小児慢性特定疾患治療研究事業の医療費助成制度がある。
★はポンペ病以外のライソゾーム病に関しての記述である。

ポンペ病

酵素補充療法（ERT：Enzyme Replacement Therapy）

| アルグルコシダーゼアルファ（遺伝子組換え）製剤 | ●通常、アルグルコシダーゼアルファ（遺伝子組換え）として、1回体重1kgあたり20mgを隔週（2週間毎に1回）点滴静脈内投与する。 |

臨床症状に対する3～6ヵ月ごとの定期評価の実施

疾患マネジメント

心臓/呼吸器/消化器/筋骨格/神経/感染症/麻酔

呼吸器に対する治療	●呼吸リハビリテーション（横隔膜および他の呼吸筋の強化など） ●非侵襲的換気療法（NIV：Noninvasive ventilation） ●カフマシンによる排痰の援助
心疾患に対する治療	●心筋症に対する治療（利尿薬などの投与） ●不整脈に対する治療
食事療法	●小児型・成人型などでは高蛋白食 ●BMIの適切な維持
理学療法（運動療法）	●ストレッチ、関節可動域維持訓練、バランスや姿勢、柔軟性の維持、変形予防 ●矯正具の使用
作業療法	●筋力低下時の日常生活動作訓練

乳児型ポンペ病に対する酵素補充療法

乳児型ポンペ病に対する酵素補充療法の治療効果について掲載する。

> 対象：生後6ヵ月以下の乳児型ポンペ病患者18例
> 方法：アルグルコシダーゼアルファ（遺伝子組換え）を20mg/kg（n＝9）または40mg/kg[注]（n＝9）
> 　　　を隔週、52週間静脈内投与
> 注）40mg/kg：承認外用量

■生存期間に対する効果（図5）

アルグルコシダーゼアルファ（遺伝子組換え）を投与した乳児型ポンペ病患児の臨床試験を解析し、その安全性および有効性を評価した。アルグルコシダーゼアルファ（遺伝子組換え）投与群では、自然歴対照群と比べ、人工呼吸器非使用期間および生存期間の延長が認められた。52週間にわたる治療により、患児18例全例が生存していた。18例中15例は呼吸補助（侵襲的人工呼吸）を必要としなかった。
Cox比例ハザード解析から、未治療の自然歴対照群と比較すると、治療群では、死亡リスクが99%低下したほか、死亡または侵襲的人工呼吸器使用のリスクが92%、死亡または何らかの種類の人工呼吸器使用のリスクが88%低下したことが明らかになった（いずれも$p<0.001$）[17]。

■心肥大に対する効果（図6）

登録時の心エコー検査では全例に心肥大が認められた。治療によって、平均左室心筋重量のZスコアの平均値が、ベースライン時の7.1から52週間の治療期間終了時までに3.3に低下した。
これは、アルグルコシダーゼアルファ（遺伝子組換え）が心筋組織でのグリコーゲン蓄積量を低下させることを示唆するものである[17]。

■有害事象/投与関連反応

治療群18例中11例に発現した投与関連反応（IAR：Infusion Associated Reaction）は164回であった。どのIARも軽度または中等度で、治療を中止した患児はいなかった[17]。

■酵素補充療法の評価と注意事項

酵素補充療法（ERT）開始時の進行度にかかわらず、大部分の症例で心肥大、心筋障害に対して良い効果を示した[1]。乳児型ポンペ病患者でERTを受けて歩くことのできる患者が報告されている[17]。ERTによる治療効果として画期的な成果と考えられる。
治療効果は治療開始時の疾患の進行度、遺伝子型、合併症の有無、免疫反応により異なる。また、経過観察については、臨床症状に対する3～6ヵ月ごとの定期的な評価を実施する。
ERTの効果が良好な場合、運動機能の改善に伴い、心臓の負荷が増加し、心機能が悪化する場合があるので注意する。筋機能の強化、摂食（哺乳）指導、呼吸リハビリテーション、拘縮および変形の予防と治療ならびに矯正具を用いてリハビリテーションを実施する。

図5　生存期間の延長（Kaplan-Meier曲線）

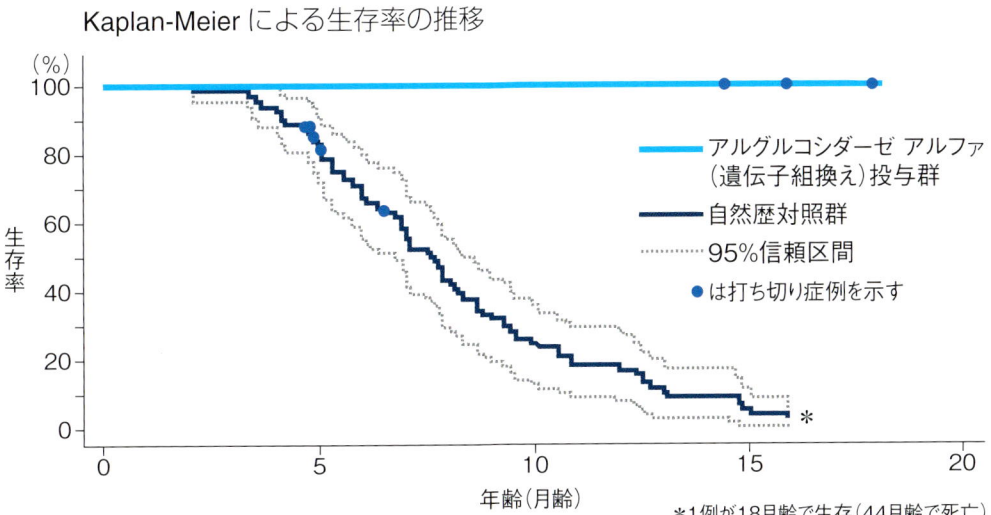

Kishnani PS, et al.: Recombinant human acid alpha-glucosidase: major clinical benefits in infantile-onset Pompe disease. Neurology, 2007; **68**: 99-109.

図6　心肥大に対する効果

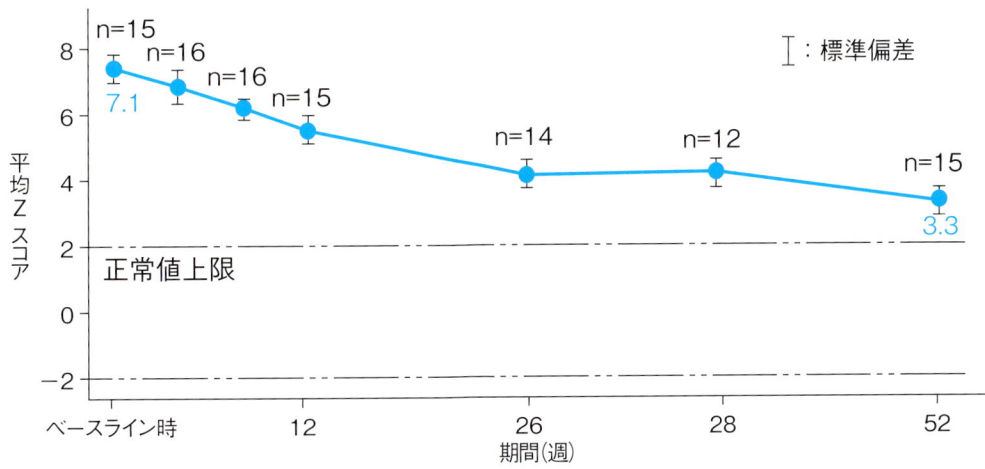

Kishnani PS, et al.: Recombinant human acid alpha-glucosidase: major clinical benefits in infantile-onset Pompe disease. Neurology, 2007; **68**: 99-109.

遅発型ポンペ病に対する酵素補充療法

遅発型ポンペ病に対する酵素補充療法の治療効果について掲載する。

対象：遅発型ポンペ病90例、3ヵ国、8施設
方法：アルグルコシダーゼアルファ（遺伝子組換え）20mg/kgまたはプラセボを78週間隔週投与（18ヵ月）、無作為プラセボ比較二重盲検試験後、オープンラベル試験としてプラセボ投与群を含めた81例でアルグルコシダーゼアルファ（遺伝子組換え）20mg/kg隔週投与を104週まで延長
登録条件　●年齢≧8歳、歩行可能かつ、侵襲的呼吸管理を行っていないこと
プライマリーエンドポイント　●6分間歩行距離　●FVC予測値

■歩行距離に対する効果（図7）

遅発型ポンペ病患者に対するアルグルコシダーゼアルファ（遺伝子組換え）による臨床試験を実施し、その安全性および有効性を評価した。アルグルコシダーゼアルファ（遺伝子組換え）投与群では、プラセボ群と比べ、歩行距離の延長が認められた。投与78週後における6分間歩行距離は、プラセボ群では投与開始時より3m減少したのに対し、アルグルコシダーゼアルファ（遺伝子組換え）投与群では25m増加し、両群間に統計学的な有意差が認められた[18]。延長試験104週後においても投与前値に比べ21.3mの増加を維持した[19]。

■肺機能に対する効果（図8）

投与78週後におけるFVC予測値は、アルグルコシダーゼアルファ（遺伝子組換え）投与群では投与前値より1.3%増加したのに対し、プラセボ群では2.2%減少し、両群間に統計学的な有意差が認められた。延長試験104週後において投与前値に比べ0.8%の増加を維持した[19]。MEP予測値についてもプラセボ群より統計学的に有意に良好な成績が得られた。
また、SF-36 score、QMT leg score、QMT arm score、MIP予測値については、統計学的に有意差は認められないもののプラセボ群に比べてアルグルコシダーゼアルファ（遺伝子組換え）投与群で良好な傾向であった[18]。

■有害事象/投与関連反応（表5）

投与関連反応や有害事象の発現率は、アルグルコシダーゼアルファ（遺伝子組換え）投与群とプラセボ群で同程度であった[18]。

表5　安全性概要の詳細[18]

●アルグルコシダーゼアルファ（遺伝子組換え）投与群で1例死亡（原疾患によるものと考えられる）
－33歳女性 脳底動脈血栓症
●3例の患者が試験を中止
－アルグルコシダーゼアルファ（遺伝子組換え）投与群2例：2例とも重篤なアナフィラキシー反応（うち1例はIgE陽性）
－プラセボ群1例：再発性の頭痛
●アルグルコシダーゼアルファ（遺伝子組換え）投与群で重篤な過敏症反応3例
－3例中2例はIgE陽性
●アルグルコシダーゼアルファ（遺伝子組換え）投与群では、測定を行ったすべての患者（n=59）でIgG抗体が陽性
－期間中央値は4週間（範囲：3.6～12週）
－最大力価中央値は6,400、最終力価中央値は1,600
●アルグルコシダーゼアルファ（遺伝子組換え）投与群の安全性や有効性に対するIgG抗体の明らかな影響は観察されなかった。

図7　6分間歩行距離の延長

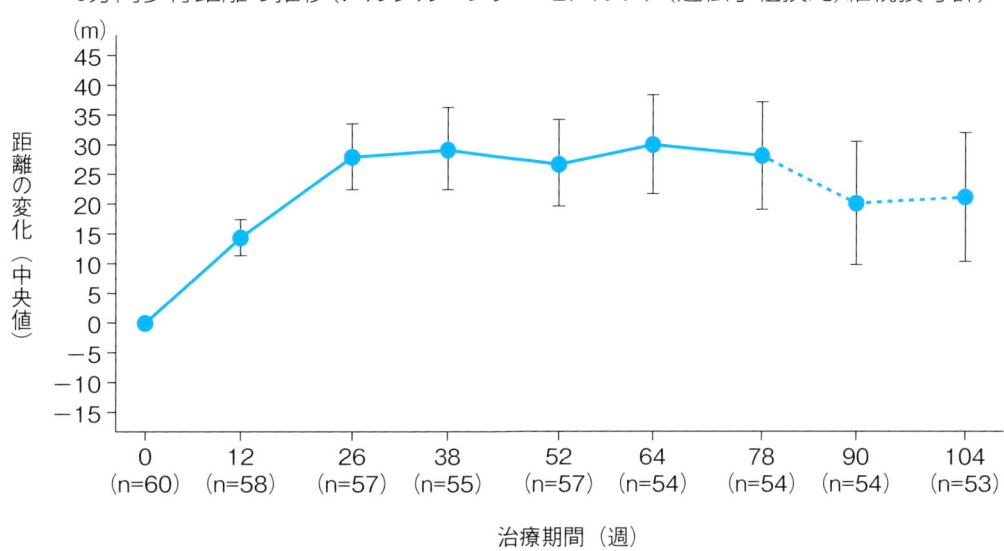

van der Ploeg AT, et al.: Open-label extension study following the Late-Onset Treatment Study (LOTS) of alglucosidase alfa.
Mol Genet Metab, 2012; **107**: 456-461.

図8　肺機能低下に対する効果

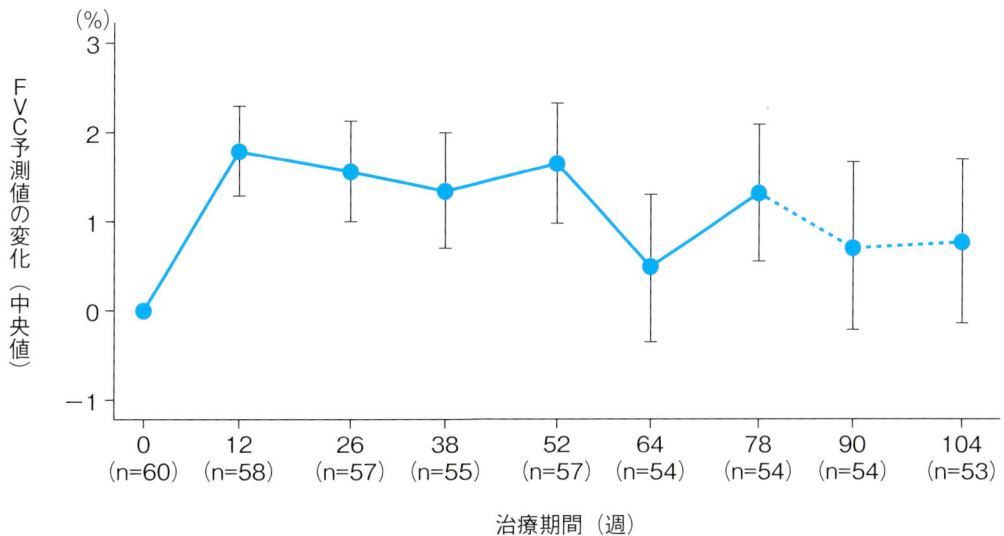

van der Ploeg AT, et al.: Open-label extension study following the Late-Onset Treatment Study (LOTS) of alglucosidase alfa.
Mol Genet Metab, 2012; **107**: 456-461.

新生児スクリーニングの重要性

乳児型ポンペ病に対して、台湾で実施された新生児スクリーニング（NBS:Newborn Screening）について掲載する。

■NBSによる早期診断[20]

台湾において、乾燥ろ紙血を用いた新生児スクリーニング（NBS）によるポンペ病の早期発見と酵素補充療法（ERT）による早期治療が実施された。新生児スクリーニングにより発見された患児群（NBS群）と通常診療にて発見された患児群（CLN群※）の治療時期および治療効果を比較した。

新生児206,088人を対象にした新生児スクリーニング検査によって6例の乳児型ポンペ病の患児を発見した。NBSで発見された患者群（NBS群）6例中5例は心症状などから重篤な乳児型と考えられ、診断後1〜7日（12日齢〜29日齢）でERTが開始された。

6例目は心症状等がなかったため、慎重に経過観察され、その後、筋力低下がみられたため14ヵ月齢で治療が開始された。

通常診療にて発見された患児群（CLN群）10例は、2ヵ月齢〜6ヵ月齢の間に臨床症状によって診断され、酵素補充療法が実施された。酵素補充療法が実施されていなかった11例を自然経過群として、3群のコホートに対する生存率、自立歩行率などをKaplan-Meier解析により検討した。

NBS群6例	CLN群※10例	自然経過群11例
新生児206,088人を対象にした新生児スクリーニング検査によって診断された6例	通常診療にて発見された患児10例。2ヵ月齢〜6ヵ月齢の間に診断・酵素補充療法が実施された。 ※ clinical comparators（臨床比較群）	酵素補充療法が実施されなかった時期の患者群

■NBS群への早期酵素補充療法開始の意義[20]

NBSで発見された6例中5例（NBS2-6）は診断後1〜7日以内にERTが開始された。治療により心臓サイズが徐々に減少し、BNP、LVMI（左室心筋重量係数）は明らかに改善した（図9）。また、アルバータ乳幼児運動発達検査法（Alberta Infant Motor Scale：AIMS）で運動発達が約1歳までに正常化した。6例目（NBS1）は14ヵ月齢で治療が開始され、運動発達は改善し、患児は15ヵ月齢で歩行、19ヵ月齢で走行、21ヵ月齢で階段を上ることが可能となった。

NBS群は全員試験終了時に生存しており（15〜40ヵ月齢）、生存率はCLN群と比較して改善傾向が見られた（p=0.48）。人工呼吸器非装着率も、CLN群と比較して改善傾向が見られた（p=0.064）。自立歩行は、NBS群はCLN群と歩行開始時期はほぼ同じであったが、その後NBS群は全員が自立歩行可能になったのに対し、CLN群では40％に留まっており顕著な改善が見られた（p=0.0063）（図10）。

また、本研究ではすべての患児がCRIMポジティブであり、重篤な乳児型の中では比較的進行が緩やかであると予測され、ERTによる効果が得られやすい傾向にあることが推測された（21ページ参照）。

図9　早期発見・治療によるERTの効果

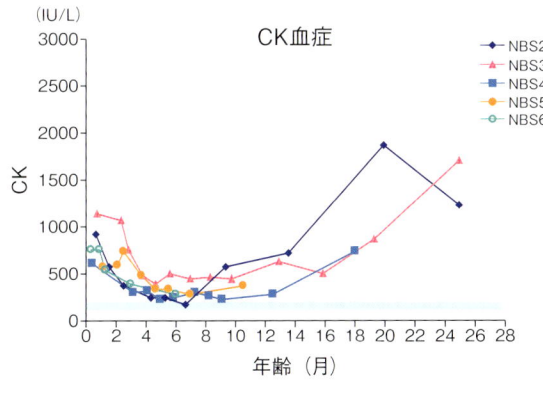
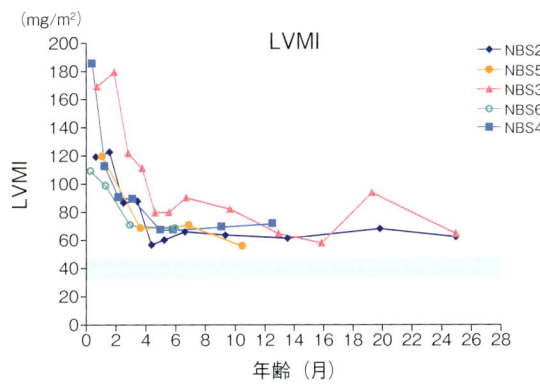
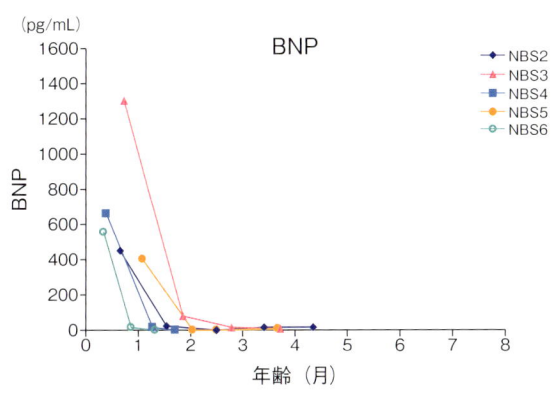

Chien YH et al.: Pompe disease in infants: improving the prognosis by newborn screening and early treatment. Pediatrics, 2009; **124**: e1116-e1125.

図10　生存率・人工呼吸器非装着率・自立歩行に対する効果

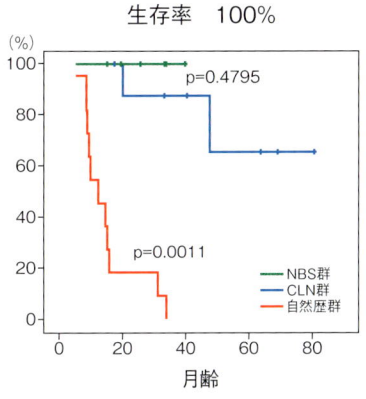
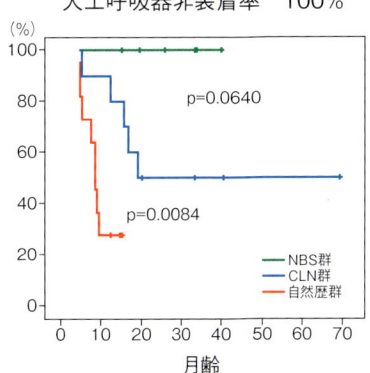
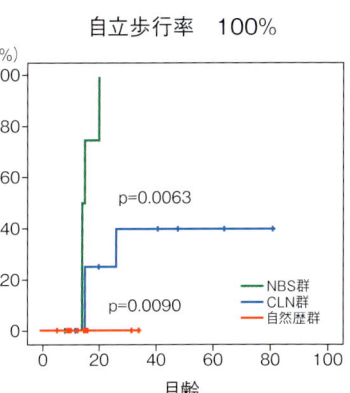

Chien YH et al.: Pompe disease in infants: improving the prognosis by newborn screening and early treatment. Pediatrics, 2009; **124**: e1116-e1125.

ポンペ病レジストリーからみた患者背景・主症状

世界28ヵ国、742例のポンペ病患者の初期解析結果が報告されている。

■ 登録患者の70%が12ヵ月齢超の発症で、78%で酵素補充療法を実施[21]

2004年9月から2009年9月までの5年間にレジストリーに登録された世界28ヵ国742例を対象に解析を行い、その結果について報告した（**表6**）。

12ヵ月以内の発症は23%（170/742）、12ヵ月齢超の発症が70%（517/742）であった。また、全体の78%（582/742）で酵素補充療法を実施していた（**図11**）。

表6　ポンペ病レジストリー参加国

登録国[a]	患者数（%）
欧州[b]	434（58）
ドイツ	118（16）
英国	83（11）
オランダ	61（8）
イタリア	55（7）
フランス	35（5）
ベルギー	20（3）
ポーランド	20（3）
オーストリア	12（2）
スペイン	12（2）

登録国[a]	患者数（%）
北米	216（29）
米国	204（27）
カナダ	12（2）
南米[b]	50（7）
ブラジル	25（3）
アルゼンチン	11（1）
コロンビア	11（1）
アジア太平洋[b]	36（5）
台湾	22（3）
中東[b]	6（1）

登録国[a]	患者数（%）
その他[b]	41（6）

a 地理的分布は患者を登録した試験実施場所によって分けられているため、患者の出身国を反映していない場合がある。

b 登録患者が10例以下の国：欧州：チェコ共和国、デンマーク、ギリシャ、ポルトガル、スウェーデン。南米：チリ、ベネズエラ。アジア太平洋：オーストラリア、韓国、フィリピン。中東：イスラエル、クウェート、アラブ首長国連邦。

■ 12ヵ月齢を超えて発症した患者517例で報告された症状[21]

診断が遅れやすい12ヵ月齢超の発症患者での主症状としては、筋症状では下肢近位筋筋力低下（89.2%）、上肢近位筋筋力低下（72.9%）、走れない（70.8%）、体幹の筋力低下（65.2%）、呼吸器系症状では運動後の息切れ（65.6%）などが多く認められていた（**図12**）。

診断が遅れやすい12ヵ月齢超の発症患者や12ヵ月以内で発症した場合でも、心筋症を伴わない場合は、発症から診断までの期間が長くなることが認められた（**表7**）。

表7　発症年齢・診断年齢・発症から診断までの期間

		心筋症を伴う患者	心筋症を伴わない患者
12ヵ月齢以内に発症した患者群	発症年齢（中央値）	0.24歳（2.8ヵ月）	0.50歳（6.0ヵ月）
	診断年齢（中央値）	0.37歳（4.4ヵ月）	1.26歳
	発症から診断までの期間（中央値）	0.16年	0.42年
12ヵ月齢を超えて発症した患者群	発症年齢（中央値）	28.8歳	
	診断年齢（中央値）	37.1歳	
	発症から診断までの期間（中央値）	4.0年	

図11　登録患者の内訳・酵素補充療法の実施率

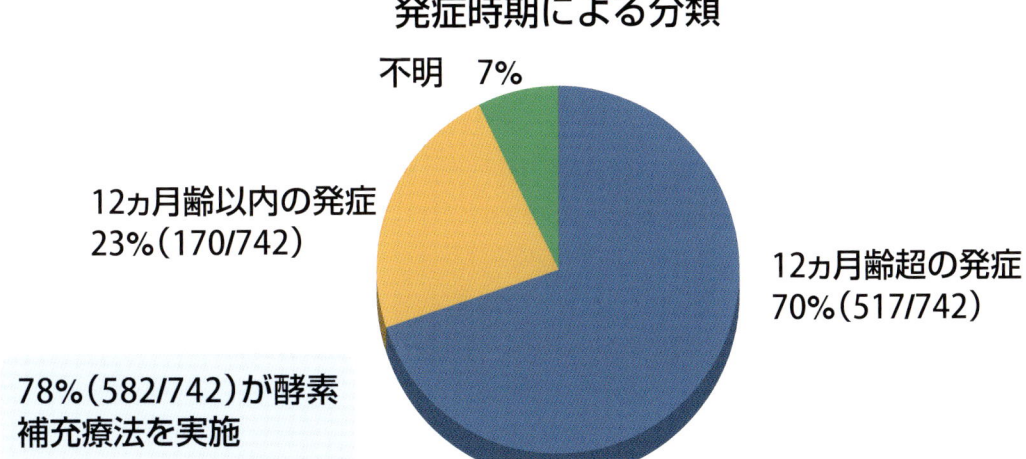

Byrne BJ, et al.: Pompe disease: design, methodology, and early findings from the Pompe Registry. Mol Genet Metab, 2011; **103**: 1-11.

図12　12ヵ月齢を超えて発症した患者517例で報告された症状

症状	n=517	%
下肢近位筋筋力低下	461	89.2
上肢近位筋筋力低下	377	72.9
走れない	366	70.8
運動後の息切れ	339	65.6
体幹の筋力低下	337	65.2
呼吸補助の既往なし	260	50.3
筋緊張低下	196	37.9
呼吸困難	150	29.0
肺炎	127	24.6
栄養補給の既往	117	22.6
歩行不能	86	16.6
摂食困難	70	13.5
肝腫大	39	7.5
経口摂食不能	38	7.4
発育不全	30	5.8
運動発達の遅延	26	5.0
発達遅延	24	4.6
巨舌	19	3.7

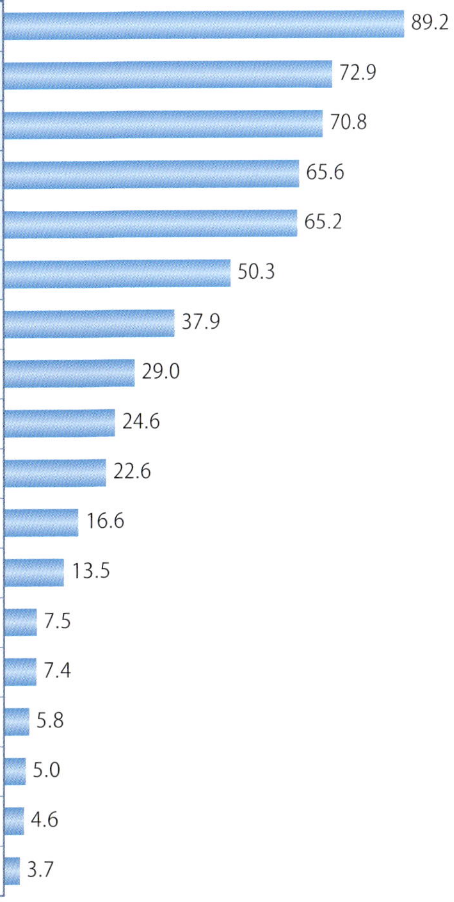

Byrne BJ, et al.: Pompe disease: design, methodology, and early findings from the Pompe Registry. Mol Genet Metab, 2011; **103**: 1-11.

乳児型ポンペ病の予後因子CRIM

CRIM (Cross-Reactive Immunologic Material) は交差反応性免疫物質の略である。乳児型ポンペ病の予後因子であり、CRIMネガティブの場合、アルグルコシダーゼアルファ（遺伝子組換え）製剤の治療に対し臨床転機は悪いと考えられている。

■CRIM (Cross-Reactive Immunologic Material)（図13）

CRIM (Cross-Reactive Immunologic Material) は交差反応性免疫物質の略で、ウェスタンブロット分析で抗GAA抗体によって認識される蛋白質がCRIMと呼ばれている。CRIMステイタスはCRIMポジティブ、CRIMネガティブに判別される。

ウェスタンブロット分析では、GAAは分子量の異なる4つの分子種が認められる。4つの分子種が全て欠損する場合をCRIMネガティブ、4種の内いずれか1つでも存在する場合をCRIMポジティブと判定する。

CRIMポジティブの場合、残存GAA活性1％未満の乳児でも大多数はある程度GAA蛋白質を作ることができる。CRIMネガティブの場合、一部の乳児はGAA蛋白質をまったく作ることができない。残存GAA活性1％超の患者は全てCRIMポジティブである。

CRIMネガティブは、GAA蛋白質の欠損からポンペ病の徴候と症状を呈している乳児型ポンペ病患者にのみ認められる。CRIMネガティブのポンペ病患者は全体の3～4％と推定されている。

CRIMネガティブ患者は内因性GAAを有さないので、アルグルコシダーゼアルファ遺伝子組換え製剤を「異物」と識別し、それに対する抗体を産生すると想定される。そのため、持続的で高い抗rhGAA抗体を発現するリスクが高くなり、死亡あるいは侵襲的人工呼吸など長期的な臨床転帰が不良となる傾向にある[22]。人工呼吸器非使用生存期間は、CRIMポジティブ群の方がCRIMネガティブ群より有意に長かった（$p<0.001$）。しかしながら、長期的転帰に関する結論はCRIMステイタスだけから判断することはできない。他のさまざまな要因から総合的に判断する必要がある。

■CRIMネガティブに対する対処例（図14）[23]

ポンペ病患者のCRIMネガティブ例に対しERT開始後、rhGAAに対するIgG抗体が急速に上昇した症例で、リツキシマブ、メトトレキサート、ガンマグロブリン、ボルテゾミブによる免疫修飾療法＊を開始した症例が報告されている。

図14の症例はアフリカ系アメリカ人家系の乳児で生後5週目に心筋症と筋緊張低下がみられポンペ病と診断された。CRIMネガティブで、生後7週目でERTを開始後rhGAAに対するIgG抗体が急上昇、生後23週目で抗体価が1:1,600となっていた。

免疫修飾療法を生後25週目で開始した結果、抗rhGAA抗体が急速に消失した。免疫修飾療法により、患者はERTを始めてから22ヵ月目でIgG抗体を検出しなかった。月齢13ヵ月で炭酸ガスの蓄積状態が持続し、人工呼吸器と気管開口手術を必要としたが、人工呼吸器の設定は安定しており、短い時間ではあるが人工呼吸器をはずせるようになった。

ERTをはじめてから、患者の心臓症状は改善し、神経学的改善も見られている。

CRIMステイタスの測定は、現在、国内では東京慈恵会医科大学で実施している。CRIMネガティブの場合は、患者の転帰は悪いとされており、その場合の治療方針は、患者家族と十分協議して進めることが重要である。

＊2013年7月時点で、日本での保険適応は認められていない。

図13　CRIMステイタスによる人工呼吸器非使用生存期間の変化

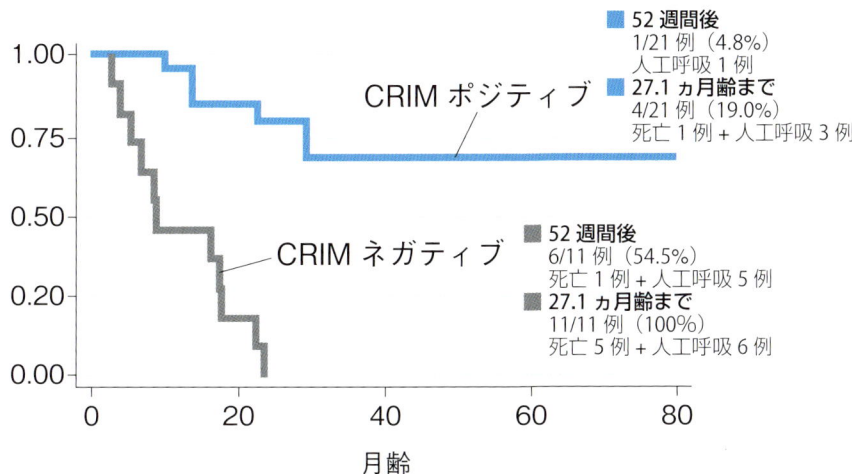

Kishnani PS, et al.: Cross-reactive immunologic material status affects treatment outcomes in Pompe disease infants. Mol Genet Metab, 2010; **99**: 26-33.

図14　CRIMネガティブに対する対処例

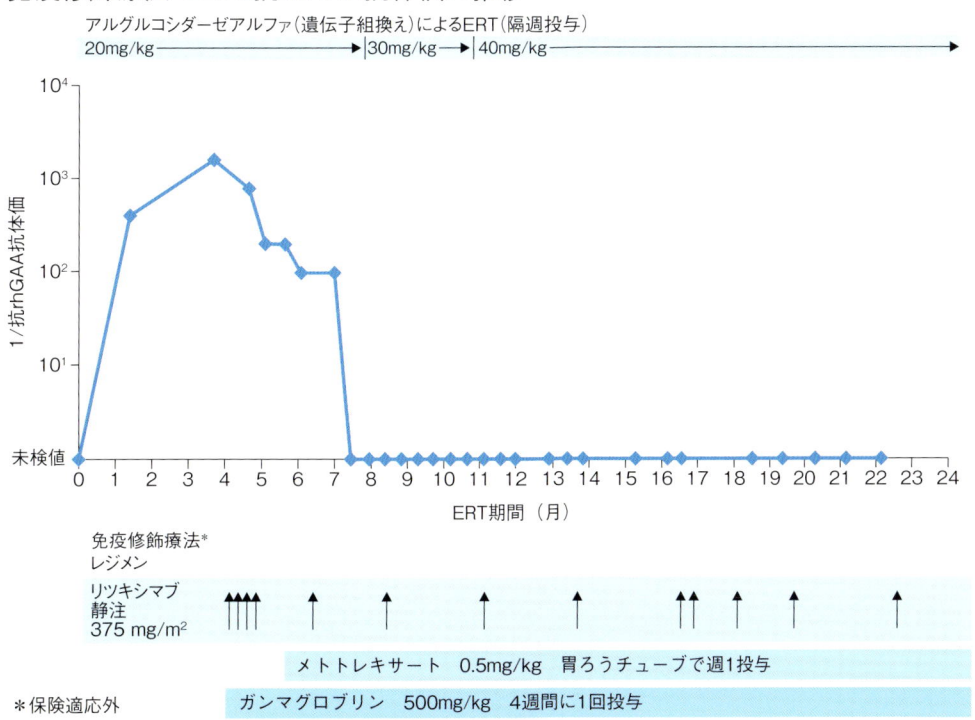

Mendelsohn NJ et al.: Elimination of antibodies to recombinant enzyme in Pompe's disease. N Engl J Med, 2009; **360**: 194-195.
Copyright © 2009 Massachusetts Medical Society. All rights reserved. Translated with permission.

酵素補充療法時の副反応とその対策

アルグルコシダーゼアルファ（遺伝子組換え）製剤による酵素補充療法では、過敏症あるいはアナフィラキシーショックなどの投与関連反応（IAR: Infusion Associated Reaction）が認められている。

■投与関連反応と関連因子[24]

アルグルコシダーゼアルファ（遺伝子組換え）製剤は蛋白質製剤であるため、酵素補充療法では、投与に伴い重度の過敏症またはアナフィラキシーショックが起こる可能性がある。また、投与関連反応（IAR: Infusion Associated Reaction）が認められている。IARとはアルグルコシダーゼアルファ（遺伝子組換え）製剤投与中から投与終了2時間後までに発現した有害事象のうち、製剤投与との関連性が否定できない有害事象のことである。外国における主要な臨床試験において本剤（20mg/kg又は40mg/kg＊）が投与されたポンペ病患者39例中、副作用が報告されたのは24例（61.5％）であり、主にIARであった。主な副作用は、発熱10例（25.6％）、酸素飽和度低下7例（17.9％）、蕁麻疹6例（15.4％）、潮紅5例（12.8％）、発疹5例（12.8％）、咳嗽5例（12.8％）、頻呼吸5例（12.8％）等であった。投与患者のうちアルグルコシダーゼアルファ（遺伝子組換え）に対する特異的IgE抗体を測定した35例中3例が特異的IgE抗体陽性と判定され、そのうち1例にアナフィラキシー反応が発現した。

IgG抗体検査が行われた38例中35例（92.1％）において抗GAA抗体が産生され、その大部分は投与開始3ヵ月以内に抗体陽性を示している。

抗GAA抗体陽性価が高い症例ほどIARが出現しやすい。その他、非代償性心不全患者あるいは急性疾患（急性感染症、熱性疾患、喘鳴など）を有する患者、重症のポンペ病患者においてはIARを発症しやすい傾向があるので、本剤を投与する場合は慎重に行う。さらにGAAに対する特異的IgE抗体陽性の患者では、アナフィラキシーショックを起こす可能性が高いので、投与の継続には熟慮が必要である。

＊40mg/kg 承認外適応

■投与関連反応に対する対応（表8）[24]

本剤は蛋白質製剤なので、重度の過敏症あるいはアナフィラキシーショックを投与中に起こすことが否定できない。最も重要なことは、本剤投与中および投与終了後2時間以内にアレルギー反応を発症する可能性を念頭において患者を十分に観察することである。特に危険因子がある場合は、慎重な診察および観察が必要である。蕁麻疹、発疹、潮紅、発熱、頻脈、咳嗽、酸素飽和度低下、頻呼吸等のIARが発現した場合は、投与速度を下げる、または一時的に投与を中止する。もしくは適切な薬剤治療（副腎皮質ホルモン、抗ヒスタミン薬、解熱鎮痛薬、または抗炎症薬など）や緊急処置を行うことが原則である。また、このような症状の発現に備え、緊急処置を取れる準備をしておくことが重要である。なお、乳児型ポンペ病患者では肥大型心筋症の罹患率が高いことから、β-アドレナリン作動薬の使用を検討している場合には注意が必要である。

ほとんどの患者にIgG抗体の産生が予測されるため、定期的にアルグルコシダーゼアルファ（遺伝子組換え）に対するIgG抗体検査を行うことが望ましい。

心肥大を併発する乳児型ポンペ病患者に本剤投与後、挿管及び強心薬投与を要する急性心肺不全が認められたとの報告がある。したがって、心肥大を併発する乳児型ポンペ病患者に本剤を投与する場合は、患者の状態を十分観察し、異常が認められた場合には速やかに本剤の投与を中止し、適切な処置を行うことが肝要である。

表8　投与関連反応（IAR）の対応法

軽度または中等度の場合

IAR発現時の症状の治療
- 発熱に対しては、解熱鎮痛薬を投与する。
- 年齢に応じた用量の抗ヒスタミン薬（H_1遮断薬）を投与する。
- 抗炎症薬（コルチコステロイド）の静脈内投与を考慮する。

再投与の方法
- 症状が改善または消失するまで、点滴速度を下げる、または投与を一時中止する。
- 症状が消失したら、IARが発現した速度の半分で投与を再開し、30分間投与した後、15〜30分ごとに50%ずつ速度を上げる。
- 症状が再発しない場合は、IARが発現した速度まで点滴速度を上げ、最大点滴速度に達するまで速度を上げる。

　＊投与を一時中止しても軽度または中等度のIARが持続する場合は、残りの投与の中止を決定する前にIARの症状が消失するのを確認するため、最低30分以上持つこと。

重度の場合：過敏症とアナフィラキシー反応など（アナフィラキシーショックを含む）

前処置
- 本剤投与開始の30〜60分前に抗ヒスタミン薬、解熱鎮痛薬、抗炎症薬などの投与を実施すること。
- 長期にわたる抗炎症薬（コルチコステロイド）の使用に対する副作用の可能性については慎重に考慮する必要がある。

IAR発現時の症状の治療
- 軽度または中等度のIAR発現時の対応と同様に、本剤の投与を速やかに中止し、適切な処置を行うこと。
- 気管支けいれん、酸素飽和度低下、チアノーゼ、呼吸困難または喘鳴などの重大な症状に対しては、マスク、気管支挿管チューブまたは気管カニューレを用いて中〜高流量の酸素、あるいは定量吸入器またはネブライザによるβ作動薬の投与を考慮する。
- バイタルサイン（血圧等）を正常に維持する必要がある場合は、輸液投与を考慮する。
- エピネフリン（1,000倍）（12歳未満 0.15mL、12歳以上 0.3mL）の上肢または大腿への皮下投与を考慮する。心血管系または脳血管系疾患がある患者にエピネフリンを投与する場合は、慎重に考慮する。
- 必要に応じて、高度の心肺蘇生処置を開始する（注：肥大型心筋症患者では、変力作用を最大にし、かつ変時作用を最小にするために、αアドレナリン作動薬、およびβアドレナリン作用がないか最も弱い昇圧薬を考慮する必要がある）。
- 抗炎症薬（コルチコステロイド）の静脈内投与を考慮する。

井田博幸：酵素補充療法，ポンペ病，118-127，2009．

個別治療における注意点（1）

ポンペ病に対する酵素補充療法などを実施する上で、注意すべき点を領域別にまとめた。

■心臓に関する領域

表9　心疾患の治療に関する注意点

- 胸部X線写真を定期的に撮影する（「肺呼吸器に関する領域」を参照）。
- 初期の心エコー図で心筋肥厚の程度・範囲を評価する。
- 定期的に、心機能、心内腔径、心室壁肥厚の変化を評価する。
- 心筋症の段階に基づいた医療管理を考慮する。

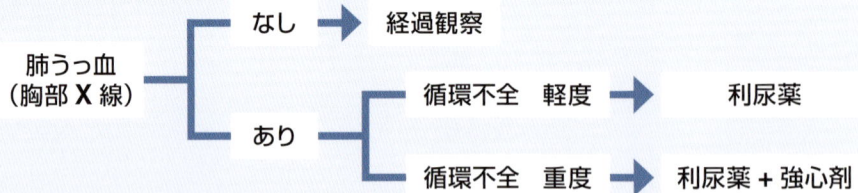

- 脱水または体液過剰による体液状態の急激な変化が循環不全をもたらすリスクがある。
- 不整脈を疑わせる兆候があれば、24時間心電図でモニターする。
- 酵素補充療法（ERT）の効果が良好な場合、運動機能の改善に伴い心臓の負担が増加し、心機能が悪化することがあるので注意を要する。

■肺呼吸器に関する領域

表10　肺呼吸器の治療に関する注意点

- 診察ごとに睡眠時および覚醒時における呼吸状態の臨床評価を実施する。その他、
  ①患者が日中の眠気や原因不明の疲労を訴えたり、睡眠時の無呼吸が観察される場合
  ②肺活量*（臥位）が予測値の40〜50%以下にまで低下した場合
  ③睡眠ポリグラフ検査等により酸素飽和度の低下が認められた場合
  には非侵襲的換気療法（NIV：Noninvasive ventilation）の導入を考慮する（*肺活量は測定時の姿勢によって変化する）。
  なお、早朝頭痛が認められる場合は、慢性低換気がすでに長期に及んでいる可能性があるため臨床評価を急ぐ必要がある。
- 胸部X線検査、呼吸機能および血液ガス分析を診断時および臨床的に必要がある場合に実施する。
- 気道分泌物の最大限の排除を日常的に行う。去痰剤、気管支拡張剤等の日常的投与および排痰補助装置等の使用を考慮する。
  強制呼出検査におけるピークフローで、5L/secを切った場合には、排痰訓練を開始する。具体的には、蘇生バッグを用いて肺に空気を送り、声帯を閉じることによってこれを数秒保持する訓練（エアー・スタッキング）と胸押しを組み合わせる。
- 肺の細菌感染が疑われる場合には、積極的な管理を行う。なお、その予防対策として気道分泌物の排除（上記項目を参照）とともにST合剤、マクロライド等抗生剤の長期投与も考慮する。

■ 筋・骨格機能・リハビリテーションに関する領域

表11　筋・骨格機能・リハビリテーションに関する注意点

- 定期的に変形・拘縮、筋骨格の機能障害、その程度について評価し、必要に応じて脊柱側弯症、股関節の脱臼の有無などをレントゲン検査にて評価する。
- 初回投与時およびその後は、症状または活動の変化に応じて、心肺の状態および姿勢別および活動状況毎の反応をパルスオキシメータで評価する。
- 長期経過例、中でも特に姿勢の変化があった場合、長期臥床を強いられているケースにおいては二重エネルギーX線吸収測定法（DEXA:Dual Energy X-ray Absorptiometry）を行い、骨減少症・骨粗鬆症の評価を行う。
- 骨格筋機能の強化
  - ◆ 生理学的に安定する範囲内で訓練、運動を行うが、急激で強すぎる強化療法は避ける。
  - ◆ 過剰訓練を回避するために必要に応じて休息をとる。
  - ◆ 他の進行性筋疾患の強化ガイドラインと同様に、
    - ・適度な機能的有酸素運動が推奨される。
    - ・過剰な等尺性運動は推奨しない。
    - ・廃用性萎縮の場合は推奨しない。
  - ◆ 機能のために必要な代償性運動、姿勢は許容されるが、それにより拘縮・変形を来たさないようにする。
- 拘縮・変形は予防を第一とし、最小限に抑えるように理学療法を行う。
  - ◆ ストレッチ、正しい姿勢の保持指導
  - ◆ 矯正具による補助
  - ◆ 坐位、立位保持装置
- 必要に応じて、日常生活動作への支援（補助装置、装具）を導入し、機能を最適化する。
- 自然経過について患者および家族を教育し、適切なアドバイス、支援を導入するための環境を整える。

表12　筋骨格におけるCTの評価について[15, 25]

- X線CTは筋の蓄積病変や脂肪化を鋭敏に捉え、経時的変化の把握に適している。
- CTの撮影は大腿、下腿、傍脊柱筋、肩甲帯の4つは必須である。
- 大腿部でのCTでは、ミオパチーは一般的に筋肉が脂肪に置き換わるため低吸収域（low density area）が出るが、初期のポンペ病では逆に高吸収域（high density area）となる。ERTによって、それが変化する可能性がある[25]。

■ 消化器/栄養に関する領域

表13　消化器の治療・栄養療法に関する注意点

- 胃食道逆流および嚥下機能の評価を定期的に行う。
- 身長、体重を定期的に測定し、栄養状態の評価を行う。
- 高蛋白質食を基本とし、ビタミン類およびミネラル類が不足しないよう配慮する。
- 適度な運動に関する指導を行う。

個別治療における注意点（2）

ポンペ病に対する酵素補充療法などを実施する上で、注意すべき点を領域別にまとめた。

■神経に関する領域

表14　神経機能の評価・運動療法に関する注意点

- 運動機能の評価は、5歳未満の小児では3〜6ヵ月間隔で検査を繰り返し、5歳以上の小児および成人では年1回の検査を行う。
- 酵素補充療法（ERT）により前角細胞の障害が顕在化してくる可能性があり、初回評価で針筋電図（Needle EMG）を実施しておくことも考慮する。
- 初回評価において神経伝導速度の検査を行うことが望ましい。
- 聴力検査として、聴性行動反応検査、耳音響放射（OAE：Otoacoustic Emission）、ティンパノメトリー、聴性脳幹誘発反応（ABR、BAER）などを行う。その後、音への反応に問題がありそうな場合には、年齢に適した聴覚検査を実施する。
  ABR（Auditory Brainstem Response; 聴性脳幹反応）
  BAER（Brainstem Auditory Evoked Response; 脳幹聴性誘発反応）
- 聴力障害も報告されているため、聴力検査を行う[26,27]。

■脳の画像評価に関する領域

表15　脳の画像評価に関する注意点

- 酵素補充療法（ERT）を受けている乳児型症例で、脳白質の髄鞘化の遅延、脳室拡大が認められる場合があるとの報告があり、乳児型の酵素補充療法の過程においてはMRIの評価を加えることが望ましい[28]。

■外科手術・麻酔に関する領域

表16　外科手術・麻酔に関する注意点

- 麻酔は不可欠な場合にのみ限定する。
- 麻酔剤へ繰り返し曝露されることのリスクを軽減するために、麻酔を必要とする手技をまとめて実施する。
- 心筋症が存在するため麻酔剤は注意して使用する。
- 気管内挿管後の抜管困難に注意する。
- 麻酔中の水分管理に注意する。

■一般ケアに関する領域

表17　一般ケアに関する注意点

- 手指消毒を徹底し、また、感染症に対しては積極的な処置を行う。
- 患者および他の家庭内接触者に対してはインフルエンザ予防接種を行う。さらに、必要に応じてパリビズマブの投与を行う。
- 市販薬および併用薬の使用は慎重に行うこと。

■乾燥ろ紙血スクリーニング・GAA酵素活性測定に関する領域

表18　乾燥ろ紙血スクリーニング時のPseudodeficiencyに関する注意点

- GAA酵素活性を正常時の10〜20%程度に低下させるがポンペ病を発症しないPseudodeficiencyという病態を持つ集団が存在することが知られている。日本では健常人の3.9%がこの病態を持つと報告されている[29]。乾燥ろ紙血スクリーニング検査では、ポンペ病とPseudodeficiencyの区別が難しい場合もある。そうした場合は遺伝子検査を行うか、もしくはリンパ球または培養皮膚線維芽細胞によるGAA活性測定を行い精査を図ることが望ましい。

■遺伝カウンセリング/出生前診断/スクリーニングに関する領域

表19　遺伝カウンセリング/出生前診断/スクリーニングに関する注意点

- ポンペ病は常染色体劣性遺伝のため、ポンペ病の子どもが生まれた両親からの次の子どもは25%の確率でポンペ病となり得る。ポンペ病患者およびその家族には、遺伝カウンセリングの機会を提供することが必要である。
- 遺伝子検査は、診断に必ずしも必要ではない。しかし、出生前診断には絨毛細胞または羊水細胞中の酸性α-グルコシダーゼ活性を測定すると同時に、遺伝子検査を行うと診断の信頼性が増す。
- ポンペ病はできる限り早期に発見し、酵素補充療法を開始することが重要である。

■医療関係者・看護支援に関する領域

表20　医療関係者・看護支援に関する注意点

- 酵素補充療法（ERT）の治療効果を運動機能の評価などから追跡することが大切である。
- 成人型ではADLを評価することが大切である。
- ポンペ病患者のケアマネジメントは、患者およびその家族の治療・支援において欠かすことはできない。
- 医療提供者は、患者・家族が利用可能な医療支援について承知していること、また患者の生活から「家族」を切り離すことができないことを理解し、患者支援にあたること。

ポンペ病関連情報

■ 主な専門医療機関・専門医（相談可能な医師など）

氏　名	施設名　診療科・役職	住所　TEL　FAX　メールアドレス
高橋 悟	旭川医科大学 小児科学講座 講師	〒078-8510　北海道旭川市緑ヶ丘東2条1丁目 1-1 TEL：0166-68-2481　FAX：0166-68-2489 satoru5p@asahikawa-med.ac.jp
青木 正志	東北大学医学部 神経内科 教授・科長	〒980-8574　宮城県仙台市青葉区星陵町 1-1 TEL：022-717-7187　FAX：022-717-7192
杉江 秀夫	自治医科大学 小児科 とちぎ子ども医療センター 小児科 教授	〒329-0498　栃木県下野市薬師寺 3311-1 TEL：0285-58-7366　FAX：0285-44-6123 sugie@jichi.ac.jp
福田 冬季子	浜松医科大学 小児科学 准教授	〒431-3192　静岡県浜松市東区半田山 1-20-1 TEL：053-435-2312 toki-fkd@hama-med.ac.jp
川井 充	独立行政法人国立病院機構 東埼玉病院 院長	〒349-0196　埼玉県蓮田市黒浜 4147 TEL：048-768-1161　FAX：048-769-5347 mkawai@nhs.hosp.go.jp
埜中 征哉	国立精神・神経医療研究センター病院 名誉院長	〒187-8551　東京都小平市小川東町 4-1-1 TEL：042-341-2711　FAX：042-346-1783 nonaka@ncnp.go.jp
西野 一三	国立精神・神経医療研究センター 神経研究所 疾病研究第一部 部長	〒187-8551　東京都小平市小川東町 4-1-1 TEL：042-346-1712　FAX：042-346-1742 nishino@ncnp.go.jp
奥山 虎之	国立成育医療研究センター 臨床検査部 部長 ライソゾーム病センター長	〒157-8535　東京都世田谷区大蔵 2-10-1 TEL：03-3416-0181　FAX：03-3417-2238 tora@nch.go.jp
小須賀 基通	国立成育医療研究センター 臨床検査部 ライソゾーム病センター	〒157-8535　東京都世田谷区大蔵 2-10-1 TEL：03-3416-0181　FAX：03-3417-2238 kosuga-mo@ncchd.go.jp
辻 省次	東京大学医学部附属病院 神経内科 教授	〒113-8655　東京都文京区本郷 7-3-1 TEL：03-5800-6542　FAX：03-5800-6548 tsuji@m.u-tokyo.ac.jp
衞藤 義勝	財団法人脳神経疾患研究所 先端医療研究センター長 遺伝病治療研究所 所長	〒215-0026　神奈川県川崎市麻生区古沢都古 255 TEL：044-322-0654（内線#3229） yosh@sepia.ocn.ne.jp
井田 博幸	東京慈恵会医科大学 小児科学講座 主任教授	〒105-8461　東京都港区西新橋 3-25-8 TEL：03-3433-1111　FAX：03-3436-6626 hiroy@jikei.ac.jp
大橋 十也	東京慈恵会医科大学 総合医科学研究センター・遺伝子治療 研究部/小児科学講座 教授	〒105-8461　東京都港区西新橋 3-25-8 TEL：03-3433-1111　FAX：03-3433-1230 tohashi@jikei.ac.jp
小林 博司	東京慈恵会医科大学 総合医科学研究センター・遺伝子治療 研究部/小児科学講座 准教授	〒105-8461　東京都港区西新橋 3-25-8 TEL：03-3433-1111　FAX：03-3433-1230 hr-kb@wd6.so-net.ne.jp
大澤 真木子	東京女子医科大学医学部 小児科 名誉教授/元副学長	〒162-8666　東京都新宿区河田町 8-1 TEL：03-3353-8111　FAX：03-5379-1440 mosawa@ped.twmu.ac.jp
石垣 景子	東京女子医科大学医学部 小児科 講師	〒162-8666　東京都新宿区河田町 8-1 TEL：03-3353-8111　FAX：03-5269-7338 keishi@ped.twmu.ac.jp
中村 昭則	信州大学医学部附属病院 難病診療センター 教授	〒390-8621　長野県松本市旭 3-1-1 TEL：0263-37-2673 FAX：0263-37-3427

氏　名	施設名　診療科・役職	住所　TEL　FAX　メールアドレス
服部 文子	名古屋市立大学医学部 小児科	〒467-8601　愛知県名古屋市瑞穂区瑞穂町字川澄1 TEL：052-851-5511（病院代表） FAX：052-842-3449
中川 正法	京都府立医科大学 大学院医学研究科 教授	〒602-8566 京都府京都市上京区河原町通広小路上ル梶井町465 TEL：075-251-5793　FAX：075-211-8645 mnakagaw@koto.kpu-m.ac.jp
粟屋 智就	京都大学医学部附属病院 小児科 助教	〒606-8501　京都府京都市左京区聖護院川原町54 TEL：075-751-3290
酒井 規夫	大阪大学大学院医学系研究科 小児科学 准教授 （兼）遺伝子診療部 副部長	〒565-0871　大阪府吹田市山田丘2番2号 TEL：06-6879-3932　FAX：06-6879-3939 norio@ped.med.osaka-u.ac.jp
田中 あけみ	大阪市立大学大学院医学研究科 発達小児医学 准教授	〒545-8585　大阪府大阪市阿倍野区旭町1-4-3 TEL：06-6645-3816　FAX：06-6636-8737 akemi-chan@med.osaka-cu.ac.jp
辻野 精一	大阪府立急性期・総合医療センター リハビリテーション科 副部長	〒558-8558　大阪府大阪市住吉区万代東3-1-56 TEL：06-6692-1201 tsujinos@yahoo.co.jp
戸田 達史	神戸大学大学院医学研究科 神経内科 教授	〒650-0017　兵庫県神戸市中央区楠町7丁目5-2 TEL：078-382-5885　FAX：078-382-5899 toda@med.kobe-u.ac.jp
幸原 伸夫	神戸市立医療センター中央市民病院 神経内科 部長	〒650-0046 兵庫県神戸市中央区港島南町2丁目1-1 TEL：078-302-4321　FAX：078-302-7537 kohara2010@kcho.jp
真邊 泰宏	岡山医療センター 神経内科 医長	〒701-1192　岡山県岡山市北区田益1711-1 TEL：086-294-9911　FAX：086-294-9255
倉重 毅志	広島大学病院 脳神経内科 病理診断科	〒734-8551　広島県広島市南区霞1-2-3 TEL：082-257-5201　FAX：082-505-0490
大野 耕策	山陰労災病院 院長 鳥取大学 名誉教授	〒683-8605　鳥取県米子市皆生新田1-8-1 TEL：0859-33-8181　FAX：0859-22-9651 ohno@sanmedia.or.jp
神田 隆	山口大学大学院医学系研究科 神経内科講座 教授	〒755-8505　山口県宇部市南小串1-1-1 TEL：0836-22-2707　FAX：0836-22-2364
古賀 靖敏	久留米大学医学部 小児科学教室 教授	〒830-0011　福岡県久留米市旭町67番地 TEL：0942-31-7565　FAX：0942-38-1792 yasukoga@med.kurume-u.ac.jp
遠藤 文夫	熊本大学大学院生命科学研究部 小児科学分野 教授	〒860-8556　熊本県熊本市本荘1丁目1番1号 TEL：096-373-5191　FAX：096-366-3471 fendo@kumamoto-u.ac.jp
木村 重美	熊本大学大学院生命科学研究部 小児発達学分野 准教授	〒860-8556　熊本県熊本市本荘1丁目1番1号 TEL：096-373-5197
髙嶋 博	鹿児島大学大学院医歯学総合研究科 神経病学講座 神経内科・老年病学 教授	〒890-8520　鹿児島県鹿児島市桜ヶ丘8-35-1 TEL：099-275-5332　FAX：099-265-7164 thiroshi@m3.kufm.kagoshima-u.ac.jp

■治療関係行政機関/患者会

関連機関	連絡先
厚生労働省	http://www.mhlw.go.jp/
難病情報センター	http://www.nanbyou.or.jp/
ライソゾーム病（ファブリー病を含む）に関する調査研究班	http://www.japan-lsd-mhlw.jp/
筋ジストロフィー治療のエビデンス構築に関する臨床研究班（神経・筋疾患ネットワーク）	http://www.pmdrinsho.jp/
Pompe House（ポンペ病患者の会）	http://pompe-house.com/

■治療薬情報

関連企業	連絡先
ジェンザイム・ジャパン（株）	http://www.genzyme.co.jp/

参考文献

1) ACMG Work Group on Management of Pompe Disease: Kishnani PS et al.: Pompe disease diagnosis and management guideline. Genet in Med, 2006; **8**: 267-288.
2) Hers HG.: Alpha-Glucosidase deficiency in generalized glycogen-storage disease (Pompe's disease). Biochem J, 1963; **86**: 11-16.
3) Hirschhorn R, Reuser AJJ.: Glycogen storage disease type II: acid alpha-glucosidase (acid maltase) deficiency. In: Scriver CR, et al. eds. The metabolic and molecular bases of inherited disease. 8th ed. NewYork: McGraw-Hill, 2001: 3389-3420.
4) Kishnani PS, Howell RR.: Pompe disease in infants and children. J Pediatr, 2004; **144**: S35-S43.
5) Engel AG, et al.: The spectrum and diagnosis of acid maltase deficiency. Neurology, 1973; **23**: 95-106.
6) 辻野精一「糖原病Ⅱ型（酸性マルターゼ欠損症）」小児内科 2003; **35**: 398-400.
7) 小林博司, 衛藤義勝「Pompe病－その効果と問題点－」小児科診療 2006; **69**: 1743-1747.
8) Chien YH, et al.: Later-onset Pompe disease: early detection and early treatment initiation enabled by newborn screening. J Pediatr, 2011; **158**: 1023-1027.
9) Pompe JC.: Over idiopatische hypertrophie van het hart. Ned Tijdschr Geneeskd, 1932; **76**: 304-311.
10) van den Hout HM, et al.: The natural course of infantile Pompe's disease: 20 original cases compared with 133 cases from the literature. Pediatrics, 2003; **112**: 332-340.
11) Kishnani PS, et al.: A retrospective, multinational, multicenter study on the natural history of infantile-onset Pompe disease. J Pediatr, 2006; **148**: 671-676.
12) Ausems MG, et al.: Frequency of glycogen storage disease type II in The Netherlands: implications for diagnosis and genetic counselling. Eur J Hum Genet, 1999; **7**: 713-716.
13) Martiniuk F, et al.: Carrier frequency for glycogen storage disease type II in New York and estimates of affected individuals born with the disease. Am J Med Genet, 1998; **79**: 69-72.
14) 福田冬季子, 他「筋型糖原病の全国調査および浜松市発達医療総合センターにおける筋型糖原病診断症例の比較検討」臨床神経学 2003; **43**: 243-248.
15) Ishigaki K, et al.: High-density areas on muscle CT in childhood-onset Pompe disease are caused by excess calcium accumulation. Acta Neuropathol, 2010; **120**: 537-543.
16) Tsuburaya RS, et al.: Acid phosphatase-positive globular inclusions is a good diagnostic marker for two patients with adult-onset Pompe disease lacking disease specific pathology. Neuromuscul Disord, 2012; **22**: 389-393.
17) Kishnani PS, et al.: Recombinant human acid alpha-glucosidase: major clinical benefits in infantile-onset Pompe disease. Neurology, 2007; **68**: 99-109.
18) van der Ploeg AT, et al.: A randomized study of alglucosidase alfa in late-onset Pompe's disease. N Engl J Med, 2010; **362**: 1396-1406.
19) van der Ploeg AT, et al.: Open-label extension study following the Late-Onset Treatment Study (LOTS) of alglucosidase alfa. Mol Genet Metab, 2012; **107**: 456-461.
20) Chien YH, et al.: Pompe disease in infants: improving the prognosis by newborn screening and early treatment. Pediatrics, 2009; **124**: e1116-e1125.
21) Byrne BJ, et al.: Pompe disease: design, methodology, and early findings from the Pompe Registry. Mol Genet Metab, 2011; **103**: 1-11.
22) Kishnani PS, et al.: Cross-reactive immunologic material status affects treatment outcomes in Pompe disease infants. Mol Genet Metab, 2010; **99**: 26-33.
23) Mendelsohn NJ, et al.: Elimination of antibodies to recombinant enzyme in Pompe's disease. N Engl J Med, 2009; **360**: 194-195.
24) 井田博幸：酵素補充療法, ポンペ病, 118-127, 2009.
25) Ishigaki K, et al.: High-density CT of muscle and liver may allow early diagnosis of childhood-onset Pompe disease. Brain Dev, 2012; **34**: 103-106.
26) van der Beek NA, et al.: Hearing in adults with Pompe disease. J Inherit Metab Dis, 2012; **35**: 335-341.
27) van Capelle CI, et al.: Hearing loss in Pompe disease revisited: results from a study of 24 children. J Inherit Metab Dis, 2010; **33**: 597-602.
28) Chien YH, et al.: Brain development in infantile-onset Pompe disease treated by enzyme replacement therapy. Pediatric Res, 2006; **60**: 349-352.
29) Kumamoto S, et al.: High frequency of acid alpha-glucosidase pseudodeficiency complicates newborn screening for glycogen storage disease type II in the Japanese population. Mol Genet Metab, 2009; **97**: 190-195.

略号一覧

ABR：Auditory Brainstem Response（聴性脳幹反応）
ADL：Activities of Daily Living（日常生活動作）
AIMS：Alberta Infant Motor Scale（アルバータ乳幼児運動発達検査法）
AMD：Acid maltase deficiency（酸性マルターゼ欠損症）
BAER：Brainstem Auditory Evoked Response（脳幹聴性誘発反応）
BMD：Becker type Muscular Dystrophy（ベッカー型筋ジストロフィー）
BNP：Brain Natriuretic Peptide（脳性ナトリウム利尿ペプチド）
CK：Creatine Kinase（クレアチンキナーゼ）
CRIM：Cross-Reactive Immunologic Material（交差反応性免疫物質）
CT：Computed Tomography（コンピュータ断層撮影）
ERT：Enzyme Replacement Therapy（酵素補充療法）
FVC：Forced Vital Capacity（努力性肺活量）
GAA：acid alpha-glucosidase（酸性α-グルコシダーゼ）
IAR：Infusion Associated Reaction（投与関連反応）
LGMD：Limb-Girdle type Muscular Dystrophy（肢帯型筋ジストロフィー）
LSD：Lysosomal Storage Disease（ライソゾーム病）
LVMI：left ventricular mass index（左室心筋重量係数）
MEP：Maximal Expiratory Pressure（最大呼気圧）
MGA：Maltase-glucoamylase（マルターゼ-グルコアミラーゼ）
MIP：Maximal Inspiratory Pressure（最大吸気圧）
NBS：Newborn Screening（新生児スクリーニング）
NIV：Noninvasive ventilation（非侵襲的換気療法）
PAS：Periodic acid Schiff（過ヨウ素酸シッフ）
QMT：Quantitative Muscle Testing（定量的筋力検査）
SF-36：MOS Short-Form 36-Item Health Survey（SF健康調査票）